LETTRE

ADRESSÉE À L'INSTITUT DE FRANCE

SUR

LA GUÉRISON DU BÉGAIEMENT

AU MOYEN

D'UNE NOUVELLE OPÉRATION CHIRURGICALE.

PAR

le Dr. J. F. Dieffenbach,

Professeur à l'Académie et Chef de la clinique chirurgicale à l'Academie de Berlin, membre de differentes sociétés savantes etc.

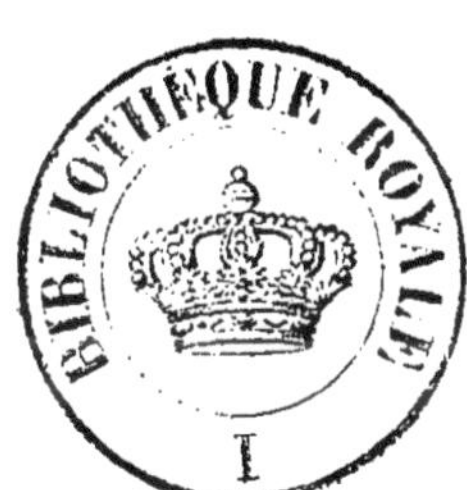

AVEC 4 PLANCHES LITHOGRAPHIÉES.

BERLIN 1841. PARIS

CHEZ ALBERT FOERSTNER.

CHEZ BROCKHAUS & AVENARIUS. Rue de Richelieu 60.

BERLIN, le 31 Janvier 1841.

MONSIEUR LE PRÉSIDENT!

Depuis long temps déja le bégaiement attirait mon attention et je desirais d'autant plus trouver un moyen de le guérir, d'une manière prompte et radicale, que plusieurs bègues, qui s'étaient crus délivrés de cette infirmité, étaient bientôt retombés dans leur ancien état et que d'autres avaient reçu sans aucun résultat les leçons des plus habiles maîtres. Tout à coup l'idée me vint que le changement operé dans l'innervation des muscles de la langue par la section de la partie musculaire de cet organe, amènerait peût-être la guérison. Le succès a justifié de la manière la plus brillante cette nouvelle opération.

Cette pensée de guérir le bégaiement par la section des muscles de la langue, se présenta pour la première fois à mon esprit, en entendant une personne qui louchait me prier, en bégayant, de l'opérer. Elle était affectée d'un Strabisme spasmodique des deux yeux (Strabismus concomitans cum Nystagmo). Dèslors en y faisant plus attention, je remarquai que plusieurs autres louches avaient en même temps un vice de prononciation. Ils louchaient presque toujours d'une manière convulsive, certains jours plus que d'autres: ce qui avait aussi lieu pour le bégaiement. La difficulté momentanée, ou même l'impossibilitè complète de prononcer certaines consonnes, syllabes ou mots variait ainsi que leur maladresse dans l'emploi mécanique qu'ils faisaient de leur langue dans certaines circonstances. Comme je pensais que le dérangement dans le mécanisme du langage qui produit le bégaiement, avait une cause dynamique et que je le regardais comme un état spasmodique des voies aëriennes, qui résidait surtout dans la glotte et qui se communiquait à la langue, aux muscles du visage et même du cou, je devais aussi croire, qu'en interrompant l'innervation dans les organes musculaires qui participaient à cet état anormal, je parviendrais par là à le modifier ou à le faire cesser complètement. Ce qui était arrivé lorsque je fis la section des muscles de l'oeil dans le Nystagme du bulbe [1] (Nystagmus bulbi) et lorsque j'eus recours à la même méthode dans le Strabisme spasmodique, et dans les crampes des muscles du visage, me confirma dans cette idée [2].

C'est par cette raison que la section transversale de toute la musculature de la langue me parut une entreprise digne de la tenter et de la réussite de laquelle j'étais intimément convaincu, comme de l'efficacité de la section transversale des muscles dans un grande nombre de maux spasmodiques. Pour me soustraire au reproche de partialité que j'aurais pu m'adresser moi-même, de n'essayer qu'une méthode d'opération, je resolus d'éxécuter de différentes manières et avec différentes modifica-

[1] S. meinen Aufsatz über die Operation des Schielens, in Casper's Wochenschrift.

[2] I. F. Dieffenbach, über die Durchschneidung der Sehnen und Muskeln. Berlin 1841.

tions la coupe transversale de la racine de la langue pour faire cesser l'innervation vicieuse, opération de laquelle seule j'attendais quelque succès.

J'ai jusqu'ici essayé trois méthodes différentes, qui toutes ont pour but la séparation totale des muscles.

1) La section horizontale transverse de la racine de la langue;
2) La section souscutanée transversale de la racine de la langue avec conservation de la muqueuse;
3) La section horizontale de la racine de la langue avec excision d'une pièce triangulaire dans toute sa largeur et dans toute son épaisseur.

C'est particulièrement sur cette dernière méthode que j'avais fondé le plus d'espérance de succès, beaucoup plus que sur les deux autres, parce qu'elle avait pour résultat le raccourcissement de la langue et qu'elle lui procurait la facilité de se porter à volonté contre la paroi supérieure de la cavité buccale, mouvement qu'on cherche surtout à développer dans les leçons que le bègues reçoivent pour se corriger de ce défaut.

Cependant comme cette méthode lésait bien davantage les parties, qu'une simple section, avec la séparation de la muqueuse ou sans elle, je ne voulus pas m'en tenir là, mais aussi tenter les deux autres plus faciles à éxécuter.

L'appareil instrumental est très-simple; il se compose d'une pince de Müzeux, d'une pince plus petite, droite, dentée; d'un crochet double à manche, d'un bistouri à fistule étroit, long, falciforme et aigu, d'aiguilles fortement arquées munies d'un fil de soie quadruple, d'une pince courte épaisse, ressemblant à une pince droite pour les dents, propre à conduire les aiguilles. Ce sont les mêmes aiguilles et la même pince que j'emploie dans l'opération de la rupture du périnée.

Je fis la première opération du bégaiement le 7 Janvier 1841 sur Frédèric Doenau de Berlin, agé de 13 ans, enfant éveillé et plein de talents. Je choisis celle de trois méthodes où une partie triangulaire de la racine de la langue est excisée, parceque j'en attendais davantage.

Avant de décrire l'opération, je dois entrer dans quelques détails sur le bégaiement même.

Dès sa plus tendre enfance ce jeune homme avait si fort bégayé qu'on le regardait comme incurable. Ce vice était tantôt plus fort, tantôt plus faible, quelquefois le mettait dans l'impuissance de prononcer un seul son, ou bien c'étaient certains mots qu'il bégayait, tant en allemand que dans les langues latine et francaise. Ce n'est qu'avec la plus grande difficulté qu'il prononçait les sifflantes (*s. z. ſs.*) et les gutturales (*g. k. ch. x.*); lorqu'il parlait, on ne pouvait distinguer les lettres dures (*p.*• *t. k.*) des douces (*b. d. g.*). — Souvent il répétait la même lettre quatre fois de suite: le bégaiement restait le même qu'il parlât bas ou haut ou même qu'il élevât la voix jusqu'à crier. Plus souvent il lui était impossible de parler, ou il n'émettait que des sons à demi articulés. La présence d'une personne étrangère lui causait un trouble complet: son visage se crispait convulsivement, les lèvres tremblaient en se mouvant avec rapidité de haut en bas, les paupières s'écartaient avec force l'une de l'autre et les ailes du nez prenaient part à ce travail convulsif. Pendant ce temps la langue était roide ou bien se mouvait en tous sens dans la bouche, le muscles du cou, la trachée-artère et le larynx s'agitaient convulsivement et ce n'était qu'avec des peines inouies que le jeune homme victorieux de ce combat intérieur parvenait à proférer un mot estropié. Le parler lui devenait alors plus aisé, un mot en chassait un autre, jusqu'à ce que par le flux de paroles qu'il ne pouvait contenir, il commençait à s'embrouiller et à balbutier de nouveau. Cette espèce d'horreur toute particulière qu'éprouvent quelques bègues à prononcer certains sons, a une grande analogie avee l'état d'agitation et d'angoisse que procure aux hydrophobes la vue de l'eau: c'est pourquoi on pourrait la désigner du nom de Phonophobie. Le maître distingué de l'enfant, Monsieur Rappmund, lui a donné les soins les plus assidus; c'est à ses efforts que le jeune Doenau est redevable des progrès extraordinaires qu'il lui a fait faire dans les langues et dans les sciences, malgré les grands obstacles qu'il a eu à surmonter. Ce fut avec une grande joie que la mère de cet enfant accepta la proposition que je lui fis de tenter un essai pour la guérison son fils. Deux personnes seulement m'assistèrent pendant l'opération, MM. les docteurs HOLTHOFF et HILDEBRANDT.

Voici la marche que je suivis pour opérer. Le jeune homme était assis sur une chaise, la tête appuyée contre la poitrine d'un assistant. Je fis tirer la langue autant que possible, puis la saisis dans la partie antérieure avec une pince de Müzeux de manière que les crochets de la pince pénétrassent dans les bords: en serrant les branches de l'instrument, la langue fut ainsi comprimée latéralement et son volume devenait plus étroit tout en gagnant en épaisseur, deux conditions favorables à l'exécution de l'opération.

Pendant qu'un des aides amenait la langue autant que possible en dehors et un peu de côté, et que l'autre retirait en arrière avec des crochets obtus les coins de la bouche, je saisis avec le pouce et l'index de la main gauche la racine de la langue et la relevai en la comprimant latéralement. Cela fait, j'enfonçai la lame de mon bistouri dont le taillant était dirigé en haut, dans la partie gauche de la racine de la langue et après avoir fait pénétrer mon instrument jusqu'au point opposé à celui où j'étais entré, je terminai de bas en haut la section complète. Après avoir fixé le bord postérieur de la plaie avec une forte suture, je saisis avec une pince munie de pointes le bord antérieur et l'ayant ainsi comprimé latéralement, j'enlevai dans toute l'épaisseur de la langue de haut en bas, un morceau de $\frac{3}{4}$ de pouce en forme de coin. Pour cette dernière section je me servis d'un petit bistouri droit préférablement au bistouri à fistule.

La lèvre postérieure de la plaie fut, au moyen de la suture dont j'ai déjà parlé et d'un double crochet, amenée assez en avant pour que je pusse recoudre. Six forts points de suture réunirent la plaie et empêchèrent l'hémorrhagie d'autant plus sûrement que j'avais eu soin de les faire pénétrer dans le fond même de la blessure.

La perte de sang fut assez considérable, ce qui est tout naturel lorsqu'on réfléchit à la nature des organes sur lesquels se pratique cette opération délicate et qui éxige une main exercée.

Je demandai au jeune malade, dès qu'il se fut gargarisé la bouche avec de l'eau froide de prononcer quelques mots qui lui avaient présenté le plus de difficulté ... il ne bégayait plus. Seulement les contorsions des muscles du visage continuèrent comme auparavant.

Le malade immédiatement transporté au lit fut soumis à un traitement rafraîchissant.

À part une agitation fébrile dans les premiers jours qui suivirent l'opération, une légère tuméfaction de la langue, de la gène dans la déglutition, aucun symptôme inquiétant ne se manifesta. L'acte de la parole était encore accompagné de contorsions dans les muscles du visage, mais le bégaiement ne se montra plus. Le 5me jour j'enlevai trois sutures. La tuméfaction de la langue avait considérablement diminué le sixième; j'enlevai les trois derniers fils. Au septième jour la plaie était complètement guérie: on ne remarquait plus qu'un légère enflure à la base de la langue, et le jeune homme était entièrement rétabli.

Pas la plus petite trace de bégaiement, pas le plus léger mouvement convulsif dans les muscles du visage ni dans les lèvres n'est demeuré.

La prononciation est tout à fait pure, sonore et rapide: l'émotion et la surprise ne causent plus aucun interruption dans le langage, que le jeune homme parle, lise, s'entretienne avec ses proches ou avec des inconnus. Dix jours après l'opération j'eus l'honneur de le présenter à son Excellence Monsieur le Baron ALEXANDRE DE HUMBOLDT, qui l'examina avec le plus grand intérêt et put se convaincre de son entière guérison. Plusieurs médecins connus ont été les témoins de cet heureux résultat. MM. SCHOENLEIN, MUELLER, LICHTENSTEIN, KRAUSE, ROMBERG et BUSSE ont vu le jeune DOENAU: le dernier de ces Messieurs l'interrompit tout-à-coup pendant sa lecture en lui demandant de prononcer le mot Preobadschenskoy qu'il répéta aussi vîte qu'on le lui avait demandé. Les membres de la société médicale de Berlin ont aussi accordé leur attention à ce cas de guérison.

Encouragé par l'entière réussite de ce premier essai, j'entrepris la seconde opération qui exécutée d'après les mêmes principes eut un résultat aussi heureux.

Frédèric Keil, âgé de 16 ans, d'une taille grande et svelte, d'une constitution délicate, bégayait depuis sa sixième année, après avoir eu peu de temps auparavant une grave inflammation de poumon. L'année suivante il eut de nouveau la même maladie et après la guèrison il parut bégayer plus fortement qu'auparavant. Le père de ce jeune homme, instituteur à Potsdam, a 9 enfants dont plusieurs sont atteints de cette infirmité: les deux filles ainées en sont exemptes; le frère qui vient après elles bégayait de temps en temps; deux autres fils plus jeunes ne bégayent pas: un autre plus jeune encore a bégayé quelque temps dans son enfance; la cadette de la famille, un enfant de 3 ans, bégaye fortement. Le père lui même a souffert jusqu'à sa 6me annèe de ce défaut, qui l'a quitté tout-à-coup à cette époque.

Ce sont surtout les lettres *b. p. d. t.* qu'il avait le plus de difficulté à articuler: pour prononcer les labiales *b.* et *p.* il pressait fortement les lèvres l'une contre l'autre et tenait la bouche fermée avant de pouvoir produire ce son; pendant ce temps il appuyait la langue contre la rangée supérieure des dents; il prononce les dentales *d.* et *t.* avec les lèvres ouvertes: il commence par appuyer un moment la pointe de la langue contre les dents de la rangée inférieure sans toutesfois produire de son, puis la reporte avec rapidité entre les dents et il finit par prononcer ces lettres en ne produisant qu'une fois le son *d. t.* ou en le redoublant *dddd.*, *tttt.*; quand une syllabe commence par une des sifflantes *s.* ou *sch.*, il tient les deux rangées des dents légèrement écartées l'une de l'autre, puis en répétant la sifflante fait échapper l'air entre elles jusqu'à ce qu'il parvienne à articuler la syllabe qui n'est jamais qu'un son indistinct *ssss an-ft.*, *sch sch w-a-rz.* Il prononce sans peine les gutturales *g. k. ch.* pour l'articulation desquelles la langue joue un rôle plutôt passif; il les répète cependant plusieurs fois de suite dans la vîtesse du discours p. e. *ku-ku-kurrz.*

La manière dont KEIL prononce les voyelles mérite une mention particulière: le fait-il lentement, alors il les prononce bien, résultat qu'il a obtenu par les efforts et les excellentes leçons qu'il a reçues pour se corriger de ce défaut; mais s'il prend moins garde à lui, le son n'est plus pur, on entend aussitôt *h-h-a*, *hhe*, *hii*, *h-o-ho*, quant à *und* il n'a jamais pu le prononcer autrement que *hhund.* Il en est de même pour les consonnes que l'on fait précéder d'une voyelle comme *f. l. m. n. r.* et la sifflante *s.*, il les prononce *heff*, *hell*, *hemm*, *henn*, *herr*, *hefs.*

Outre ces anomalies dans la formation des sons dans le larynx et dans leur articulation dans la cavité buccale, on remarque encore chez KEIL des phénomênes particuliers par rapport à la manière dont il chasse l'air hors de la bouche en parlant. De temps à autre la colonne d'air sort des poumons, traverse la trachée-artère et la glotte, arrive dans la bouche, sans que KEIL puisse la contenir et sans qu'aucun son soit produit. La cause en est que les organes de la cavité buccale, dont le but est de former le ton produit dans la glotte et surtout les muscles glossolaryngiens, sont empêchés par une espèce de contraction involontaire d'éxécuter l'action qui est nécessaire pour articuler. Lorsqu'un ton défectueux s'est ainsi échappé, KEIL inspire de nouveau avec peine, élève le diaphragme et la cavité pectorale, porte la langue dans la bonne position et articule alors le son d'une façon convenable.

L'expression de ce jeune homme plein de talents a quelque chose de souffrant et de triste; lorsqu'il parle, les mouvements de son thorax et de la trachée-artère sont d'une nature spasmodique. Dans ce cas-ci le bégaiement présente un caractère intermittent avec un type irrégulier et augmente beaucoup lorsque le jeune homme est embarrassé: avec ses frères et soeurs il parle quelquesfois assez couramment; la moindre chose etrangère, la présence d'une personne à laquelle il n'est pas accoutumé, le trouble, et alors sa pensée, quoique toute formée, ne peut se communiquer par la parole, parce que les muscles éxécuteurs de la volonté sont empêchés subitement dans leur action par des contractions spasmodiques.

Je fis l'opération le 19 Janvier 1841 en présence de MM. JUENGKEN, ROMBERG, BAUM, DE SIEBOLD, TRETTENBACHER, KEIL, HAUCK, BUEHRING, HILDEBRANDT.

J'opérai dans ce cas-ci, d'après la méthode où l'on enlève une pièce dans toute la largeur de la racine de la langue à peuprès suivant la manière que j'ai décrite dans le premier cas déjà cité. Après avoir fixé la langue au moyen d'une pince à crochets, je fis une forte suture dans sa partie postérieure aussi en arrière que je pus atteindre: puis ayant transpercé avec un bistouri à fistule la racine de la langue à sa base, j'opérai la section compléte de bas en haut; je saisis le bord antérieur de la blessure avec une pince munie de pointes à la surface interne de ses becs et j'enlevai dans toute la largeur et l'épaisseur de la langue un morceau triangulaire de $\frac{3}{4}$ de pouce. La réunion des bords de la plaie fut opérée par six forts points de suture. La perte de sang quoique assez considérable cessa complètement après l'application des sutures.

Dès que l'opération fut achevée, j'essayai de faire prononcer au jeune homme quelques mots, ce qu'il put exécuter sans le moindre bégaiement, mais avec la gêne qui résulte naturellement d'une opération pratiquée sur la langue. J'ordonnai une diète sévère et des gargarismes répétés. Aucun symptôme ne se montra à part une tuméfaction médiocre de l'organe lèsé; l'état du malade était semblable à celui qui serait causé par une angine catarrhale. La déglutition était un peu gênée et la lange chargée, cependant trois jours après l'opération, il put quitter le lit. Il prononçait déjà quelques mots sans bégayer. Le quatrième jour la langue ne présentait presque plus de tuméfaction, ses mouvements étaient beaucoup plus libres et le patient pouvait déjà prononcer de petites phrases sans bégayer et sans faire de grimaces. Le cinquième jour il se trouvait bien; je retirai de la langue un des fils et les deux jours suivants les autres. Huit jours après l'opération le jeune homme était complètement guéri tant de son bégaiement que de sa blessure. Un grand nombre de médecins, qui l'ont vu depuis lors peuvent confirmer l'heureux résultat de cette opération.

Un opérateur peu exercé pourrait modifier la méthode employée dans ces deux cas, en tant que dans la section de la langue de bas en haut il laisserait intacte une partie de la muqueuse jusqu'à ce qu'il eût fixé au moyen d'une suture le bord postérieur de la plaie, et l'ayant ainsi en sa puissance il pourrait achever la section complète en coupant le pont formé par la muqueuse. L'opération suivante eut tout à fait le résultat que j'en attendais.

Section simple et horizontale de la racine de la langue.

Je n'ai pratiqué jusqu'à présent la simple section en travers de la langue que dans quatre cas: Elle fut sans résultat dans le premier qui était compliqué d'un état paralytique de la langue. La guérison de la plaie chez les trois autres n'est pas encore complète, mais le bégaiement a déjà entiérement cessé.

Charles Stephan, âgé de 13 ans, d'une constitution faible, et d'un développement intellectuel borné, fut affecté dès sa 2de année d'un Strabisme concomitant; à l'âge de 6 ans il perdit la parole apparemment par suite d'une attaque d'apoplexie et il en demeura privé l'espace de 3 mois, pendant lesquels il ne pouvait produire que des sons inarticulés. Il apprit peu à peu, quoique avec beaucoup de peine, à prononcer quelques mots isolés: cependant ses progrès furent extrêmement lents. Maintenant sa manière de parler est si imparfaite qu'il n'est pas en état de fréquenter les écoles.

A la vue d'un étranger la figure de ce jeune homme exprime un sentiment d'embarras et de crainte, il louche plus fortement et ses yeux se portent tour à tour vers l'angle interne et externe de l'orbite. Lorsqu'il essaye de parler sa figure se contracte comme celle d'un singe; les muscles du cou commencent à travailler d'une manière violente, sa tête vacille, et dès qu'il veut ouvrir la bouche, ses lèvres tremblent, et la salive découle avec abondance.

Ce n'est qu'avec des peines inouies qu'il prononçait de la manière suivante les lettres de l'alphabet, en s'interrompant souvent de sanglots, de soupirs, de courtes inspirations et de longues expirations *a a a ah ah, be be weh eh, cch cèh ceh, dedeh he, e è e eh eh, ha he ha, ge geh hege, hä-hahha, i i i ih, ka kah, ä ähl l, hä hahm em em mem, en n n en, o o o oh oh, pe pe p ep e peh, kuh kuh, er r r, e e∫s, ät the, ouh, vauh, h wäh, i i ih hix, ipsi ipsi ipsilon, hä haz a zed*: Il ne parvenait à prononcer la lettre *p.*, qu'en faisant les plus fortes grimaces, en ouvrant grandement la bouche et en agitant violemment les machoires. Le mot *Vater* lui offrait surtout de grandes difficultés.

Pour l'opération je fixai la langue comme dans le cas précédent et l'incisai transversalement à sa racine. Six fortes sutures réunirent exactement les bords de la plaie et suffirent pour arrêter la perte de sang, qui avait été assez abondante. Immédiatement après l'opération le bégaiement avait entiérement cessé et les contorsions de la face étaient beaucoup moins fortes; il pouvait prononcer plusieurs lettres, le *p.*, même le mot *Vater*, sans hésiter.

Le malade suivit un traitement rafraîchissant: la réaction fut faible, et l'enflure de la langue peu considérable: ce qui toutefois lui fut le plus à charge était une fort sécrétion de salive. Le 4me jour j'enlevai trois sutures et le 5me les trois autres: l'enfant se trouvait tout à fait rétabli. — J'ai été assisté par MM. HOLTHOFF, BUEHRING et HILDEBRANDT. L'opération n'a du reste pas produit une amélioration bien sensible dans le langage de ce jeune homme; ses grimaces sont cependant moins fortes.

Section souscutanée de la racine de la langue.

Je fis la section souscutanée de la langue dans le cas suivant, pour examiner l'importance de cette méthode par rapport à la facilité ou la difficulté de son exécution.

HERRMANN HIRSCHBERG de Berlin, agé de 17 ans, peintre de profession, d'une intelligence assez bornée, bégayait si fort depuis sa plus tendre enfance qu'il dut se passer de toute instruction publique et se contenter d'acquérir les connaissances les plus superficielles. Il lui était presque impossible de se faire comprendre; car les premiers sons qu'il proférait étaient précédés des grimaces les plus affreuses et de contractions effrayantes dans tous les muscles du visage. Tantôt la bouche s'ouvrait, tantôt les lèvres se pressaient avec force l'une contre l'autre, les muscles du cou se crispaient, la trachée-artère et la glotte montaient et descendaient avec rapidité, la tête s'inclinait, et dominé par le même sentiment d'horreur qu'un hydrophobe pour l'eau, il laissait échapper un son mutilé, bientôt suivi d'autres qui arrivaient par secousses, dans des intervalles plus ou moins rapprochés. Quelquefois on pouvait avec ces sons composer une phrase, d'autres fois cela n'était pas possible. Au milieu de ce combat intérieur le jeune homme se taisait quelquesfois, dominé par un état convulsif des muscles du visage et de la langue; puis tout à coup laissait échapper des sons comme *nein*, *hu-hu-hu-tu-huhhu.*

Après cela il pouvait en bégayant prononcer d'une façon compréhensible plusieurs mots de suite. Il serait superpflu d'entrer dans plus de détails touchant ce vice dans la prononciation qui me décida à tenter une opération, qui, malgré mon peu d'éspérance, surpassa mon attente par ses brillants résultats. Dans ce cas-ci, je résolus de faire la section souscutanée transversale de la langue, non pas tant à cause des avantages que j'espérais en retirer que pour me procurer aussi une occasion d'en examiner la valeur. D'un côté elle me parut avantageuse, en tant que la partie postérieure de la langue n'était pas susceptible d'être amenée en avant, ce qui rendait plus difficile l'application des sutures; d'un autre côté elle me sembla douteuse a cause de la difficulté d'arrêter l'hémorrhagie, puisqu'il n'était guères possible d'employer la compression et qu'une grande quantité de sang risquait de s'accumulér dans la plaie souscutanée pratiquée dans les muscles de la langue. Cette méthode enfin me parut moins sûre parcequ'en la suivant, je n'obtiendrais pas le raccourcissement de la langue condition qui me semblait indispensable pour procurer la guérison. Le succès a cependant surpassé de beaucoup mon attente.

Pour l'opération pendant laquelle je fus assisté de M. le docteur TRETTENBACHER, de Münich et de. MM. BUEHRING et HILDEBRANDT, je saisis la langue avec une pince de Müzeux et la tirai fortement en dehors de la bouche, puis j'enfonçai en arrière dans la face inférieure un bistouri à fistule falciforme et incisai la racine de la langue dans toute son épaisseur, en laissant intacte la muqueuse qui revêt la face superieure. La largeur de la plaie que j'avais faite en enfonçant et en faisant ressortir le bistouri ne parut pas dépasser celle de l'instrument, ce qui provenait de l'extensibilité de la muqueuse. La langue était si complètement coupée sous la peau dans toute sa largeur qu'il eût suffi pour la faire céder de la tirer un peu fortement avec la pince.

Le sang jaillit avec abondance des deux blessures latérales, comme s'il fût sorti d'un gros tronc d'artère, et la langue se tuméfia bientôt par la masse de sang qui s'accumulait dans le vide produit par la section souscutanée. Pour rétrécir cet espace je fis une forte suture d'arrière en avant dans l'épaisseur de la langue, et fermai aussi les deux points latéraux par lesquels j'avais fait pénétrer mon bistouri. Lorsqu'après l'opération le jeune homme voulut essayer de produire quelque son, il ne contracta que légèrement la figure et parvint sans grand effort à prononcer le mot *nein*, en exprimant par des grimaces et des gestes la douleur qu'il ressentait. Les jours suivants s'écoulérent sans qu'il se passât rien de remarquable. La déglutition était très-gênée, ce qui n'empêcha pas cependant de prendre quelques soupes mucilagineuses; la langue était chargée, et le soir il était atteint d'un léger accès de fièvre. Le quatrième jour déjà je pus ôter les sutures; la réunion était complète dans toute la profondeur de la plaie; au 7me jour la langue ne présentait plus la moindre tuméfaction et le 8me le jeune homme put quitter la chambre. Il ne bégaye plus du tout, certains mots cependant lui offrent quelque difficulté et ce n'est qu'avec effort qu'il peut les prononcer. Quant à l'exécution, cette opération présente plus de difficulté que les autres méthodes.

De la guérison des blessures de la langue.

Les blessures de la langue ont la propriété de guérir promptement, pourvu que leurs bords soient rapprochés suffisamment au moyen de sutures. Les blessures faites dans la partie postérieure de la langue, occasionnant toujours une forte hémorrhagie, exigent nécessairement que les points de suture soient placés à une certaine distance des bords de la plaie, et en pénétrent le fond, pour arrêter en même temps la perte de sang. Pour cette raison les fils doivent être noués plus fermement que dans les blessures de la peau. La ligature des vaisseaux cxécutée prèlablement à l'application des sutures empêcherait la réunion et serait aussi préjudiciable, que la ligature des artères labiales dans l'opération du bec de lièvre. La guérison des blessures de la langue est ordinairement complète le 3me jour, quelquefois même elle a lieu 24 heures après l'opération; mais comme il n'y a aucun inconvénient à laisser plus long temps les sutures et que sans cela la blessure pourrait facilement se rouvrir par les mouvements de la langue et causer ainsi une hémorrhagie dangereuse, il est préférable de n'éloigner les premiers fils que le 4me jour, quelques-uns le 5me et les derniers seulement le 6me. Si on tardait plus long temps, on établirait un foyer de suppuration et on pourrait occasionner la formation d'une fistule.

Lorsqu'en enlevant le premier fil, il sort du point de suture quelques gouttes de sang, c'est une marque certaine que l'action plastique n'a pas encore fait des progrès suffisants, et que la réunion n'est pas encore assez solide, aussi doit-on bien se garder de continuer ce jour là à extraire des sutures. On doit procéder à l'enlèvement des fils avec beaucoup de soins et sans secousse; le malade tire la langue hors de la bouche, on saisit alors avec une pincette l'extrémité d'un fil un peu au-dessous du noeud on l'élève au-dessus du sillon qu'il s'était formé, de manière à ce qu'on le voie distinctément et on le coupe au-dessous du noeud. Dès que les fils sont enlevés, on ordonne au malade de se gargariser la bouche avec de l'eau tiède. Quant à l'acte de cicatrisation nous avons déjà remarqué qu'il se faisait promptement; la cicatrice elle-même forme une ligne unie sur laquelle manque le velouté de la muqueuse qui s'élève de chaque côté en forme d'ourlet. La place des anciens points de suture est marquée par de petits enfoncemens, et l'endroit où se trouvaient les sutures même par une strie lisse qui disparaît bientôt si toutefois les fils n'ont pas pénétré dans la muqueuse. Les cicatrices provenant de blessures longitudinales sont beaucoup moins apparentes que celles qui résultent de blessures transverses. Aussi malgré une réunion complète remarque-t-on que la solution de continuité causée par l'excision d'une pièce donne à la langue un aspect particulier: elle est divisée en deux parties séparées par le sillon de la cicatrice; une partie est plus étroite, comme si une langue plus petite eût été ajoutée à une plus grosse. A la suite de la même opération, la partie postérieure de la langue pourvue de grosses papilles se trouve ramenée plus en avant.

En palpant les langues opérées par section simple ou par excision d'un morceau triangulaire, peu de temps après l'opération, on sent un disque dur, vertical qui s'amollit avec le temps. Après l'éxcision les mouvemens sont complètement libres; l'opéré a le sentiment d'un raccourcissement de la langue et d'un relèvement de la pointe de cet organe contre le palais. La section de la langue n'a aucune influence sur le sens du goût, qui paraît cependant être moins subtil dans les premiers temps, qui suivent l'opération. On ne peut pas attendre un heureux résultat d'opérations pratiquées sur la pointe de la langue, qui auraient pour but de changer l'innervation viciée et de guérir le bégaiement.

J'ai fait quelquefois avec succès la section du frein de la langue sur des personnes, qui avaient de la difficulté à prononcer; contre le bégaiement elle a été sans effet salutaire, ce qu'il était facile de prévoir. Quant à ce qui concerne les indications de cette opération, elles sont beaucoup plus difficiles à déterminer dans les cas particuliers, que celles de l'opération du Strabisme. L'importance d'une si grave opération, les dangers qui peuvent en résulter, la perte de la langue par la gangrène ou par une trop forte suppuration, ou même par la maladresse d'un assistant qui peut facilement la déchirer, sont autant de considérations qui demandent à être mûrement pesées et qui jointes à la difficulté qu'elle présente, empêcheront des opérateurs peu exercés de vouloir la tenter. Dans ces derniers jours j'ai opéré 14 bègues en enlevant une pièce triangulaire dans la langue. Chez tous le bégaiement a entièrement cessé. Dans un temps, où c'est généralement la mode de modifier les méthodes d'opération les plus simples et déjà reconnues comme bonnes; malgrè les trois méthodes principales que j'ai indiquées, les chirurgiens auront ici un large champ pour faire des modifications et inventer des instruments. On fera des incisions en croix, en travers, au-dessus et au-dessous de la langue; on se servira de caustiques; on emploiera des bistouris et des ciseaux courbés d'une manière nouvelle, d'autres crochets, d'autres pincettes; il n'y a pas jusqu'aux manches des instruments que l'on corrigera et courbera de manière à ce que le jour puisse mieux tomber dans la bouche. Cette nouvelle opération fournit aux antiquaires en chirurgie une occasion de créer des noms nouveaux; je leur laisse même le soin de la baptiser d'un nom grec.

J'ai opéré jusqu'à présent 19 personnes, dont plusieurs sont encore en traitement; toutes me font espérer un résultat satisfaisant.

Mr. le professeur Mueller a fait un examen anatomique de la portion excisée et a trouvé qu'elle était formée en grande partie par le muscle génioglosse (le muscle propre de la langue), puis par le stylo- et hypoglosse (muscles latéraux).

Les hommes distingués, qui ont fait les recherches les plus exactes sur le bégaiement sont, en France: Magendie, Serres, Itard, Voisin, Hervez, Chegoin, Colombat et Rullien; en Anglettre Arnott; en Allemagne: J. Frank, Burdach, Schulthess, Wolfgang, von Kempelen, Keil, Chladni, J. Mueller etc.

Dieffenbach.

Explication des planches.

Planche I.

Fig. 1. La langue vue latéralement.

a. La pince de Müzeux au moyen de laquelle la langue est tirée en dehors de la bouche.

b. La morceau triangulaire qui doit être excisé. La section transversale postérieure est déjà faite.

c. c. c. Points des sutures.

Planche II.

Fig. 1. Un bistouri à fistule ordinaire, pointu.

Fig. 2. La pince au moyen de laquelle on comprime latéralement le morceau de la langue à enlever.

Fig. 3. 4. Fils et aiguilles.

Planche III.

Fig. 1. Une langue sur laquelle a été pratiquée l'éxcision d'un morceau de $\frac{3}{4}$ de pouce de largeur, 4 semaines après l'opération.

Fig. 2. Une langue coupèe transversalement dans sa totalité, 3 semaines après l'opération.

Fig. 3. Une langue sur laquelle on a fait la section transversale couscutanée, 3 semaines après l'opération.

Planche IV.

Fig. 1. Vue latérale de la langue à la racine de laquelle on a enlevé une pièce triangulaire immédiatement après l'opération.

Fig. 2. Une pince solide pour conduire les aiguilles.

Berlin, imprimé chez A. G. Hayn.

Fig. 1.

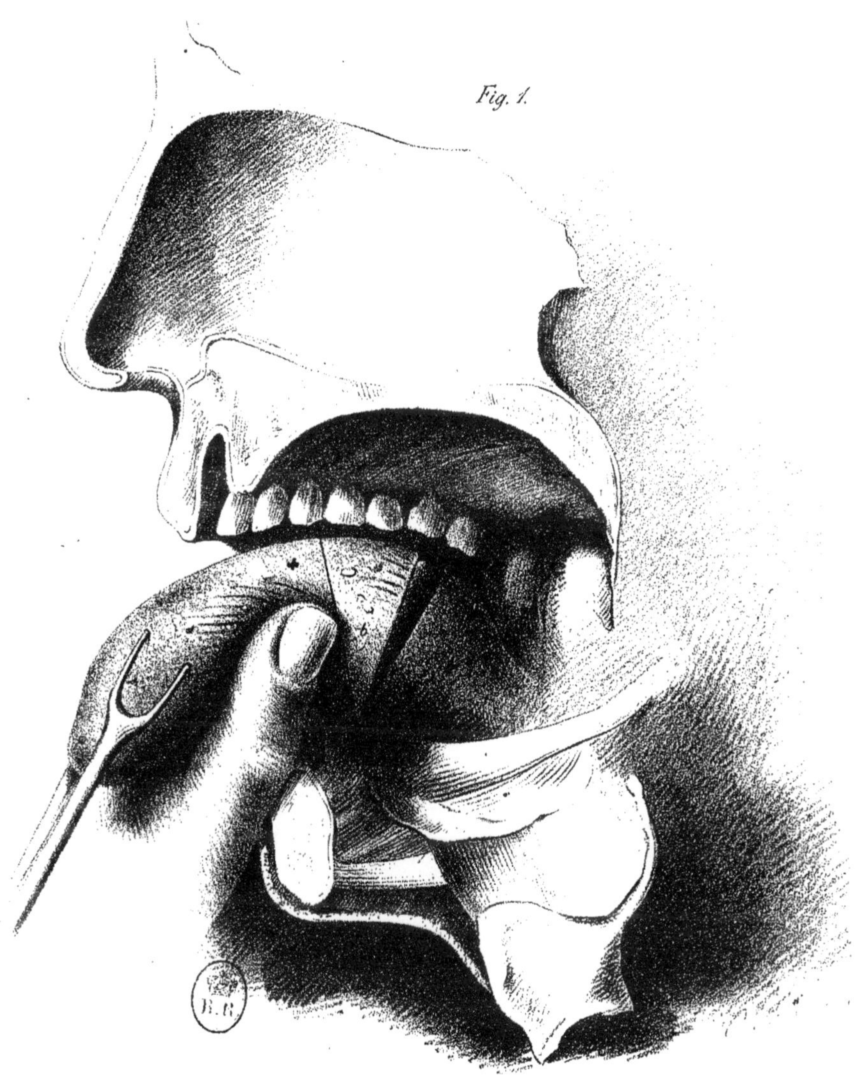

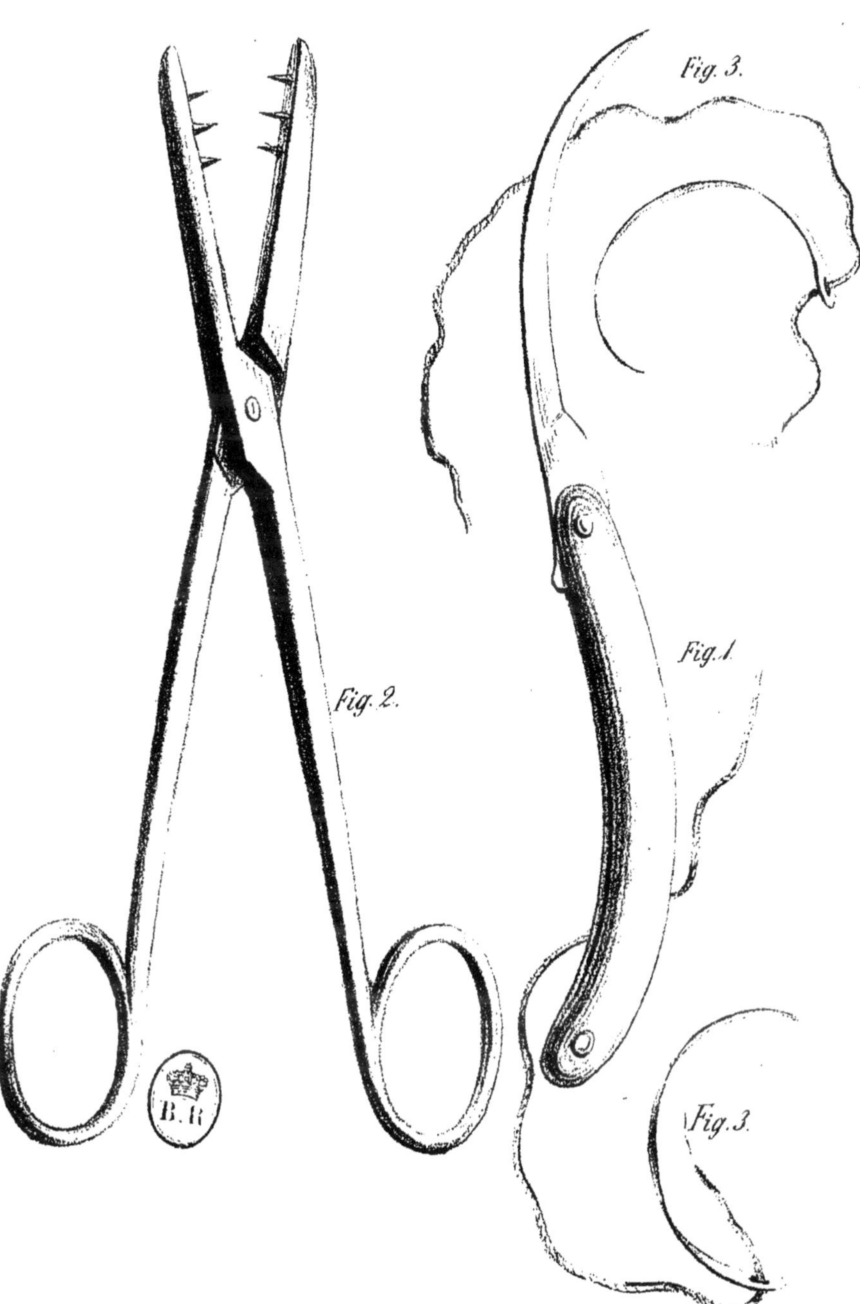

Lith. Inst. [illegible]

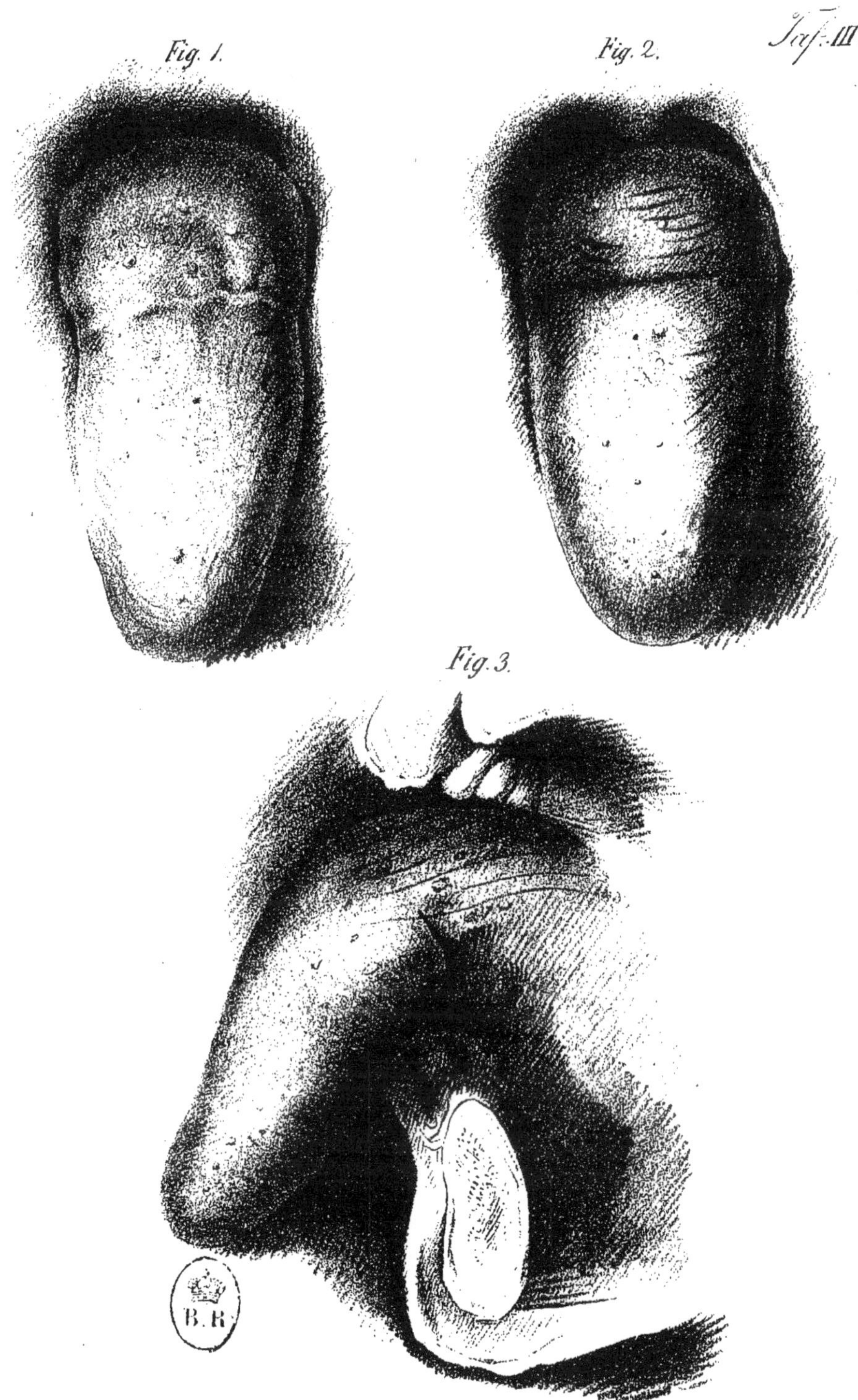
Taf. III.
Fig. 1.
Fig. 2.
Fig. 3.

Taf. IV.

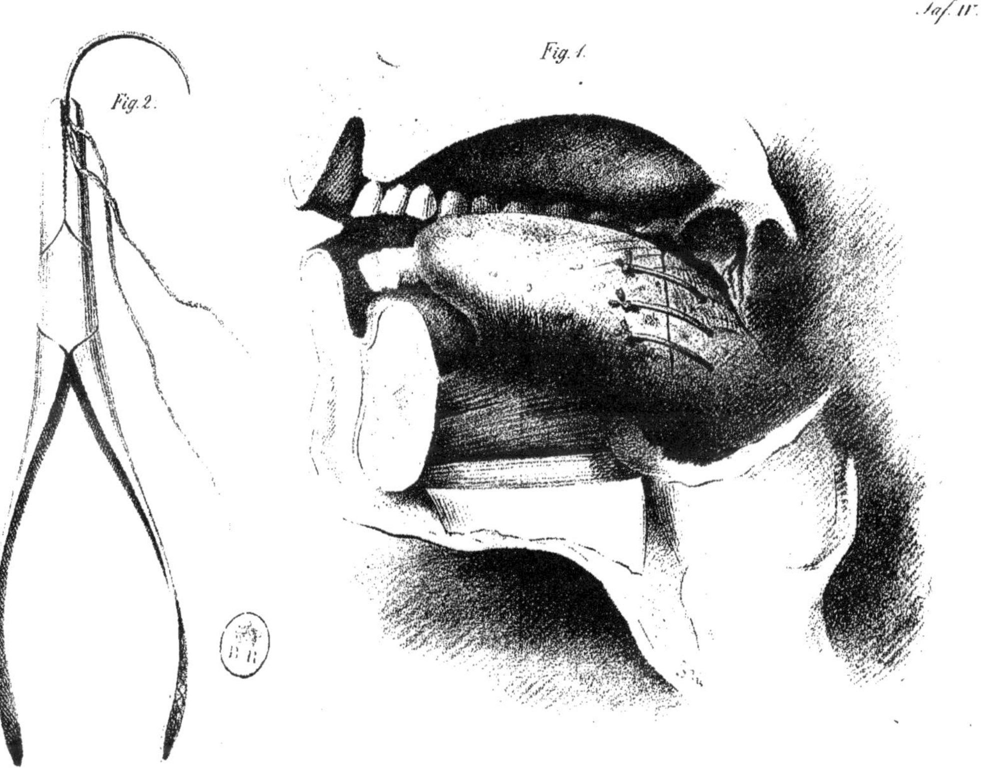

www.ingramcontent.com/pod-product-compliance
Ingram Content Group UK Ltd.
Pitfield, Milton Keynes, MK11 3LW, UK
UKHW020411220726
13923UKWH00004B/1887